De l'enfermement à la liberté

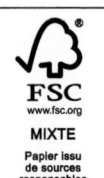

De l'enfermement à la liberté

Témoignage

Sonia SUAU

© 2021, Sonia Suau

Édition : BoD-Books on Demand,
12/14 rond point des Champs Élysées,
75008 Paris, France
Impression : BoD-Books on Demand,
Norderstedt, Allemagne

Crédit photo : Alain Le Coz Photographe

ISBN : 978-2-322-39673-3
Dépôt légal : novembre 2021

La vie est une danse. Danse, danse et entraîne

les autres dans la danse.

Chapitre 1 : ERRANCE

Accepte le mouvement de la vie comme le

mouvement des vagues.

Ce que j'ai vécu il y a onze ans maintenant ressemble à l'image d'un bateau qui navigue tranquillement sur l'eau et qui, soudainement, heurte un iceberg. Je m'entends encore employer cette métaphore hier en sortant d'une conférence. Quelque chose d'inattendu s'est produit, un éclair venait de retentir dans le ciel et allait modifier le cours de mon existence à jamais et me faire prendre une toute nouvelle direction. Il y a des rencontres qui nous changent et celle que j'ai faite en janvier 2010 m'a tellement sonnée qu'elle venait de percer la tôle de mon paquebot. J'ai eu la sensation que j'avais rencontré mon double, en polarité inversée. Cet homme-là voyait en moi comme si j'étais nue, comme s'il était muni d'une torche qui lui permettait de voir toutes les parts d'ombre que je ne voulais pas dévoiler. Si je dois resituer le contexte, à cette époque je dirais que je prônais le « je vais bien tout va bien ! ». Je montrais que j'étais forte et insensible. A 27 ans, j''avais réussi professionnellement, un salaire conséquent, un poste à responsabilités, de quoi dépenser, faire la fête. J'avais des amis, une famille, j'étais en bonne santé, vu de l'extérieur je semblais heureuse. J'étais dans la positive attitude en permanence, mais au fond de moi, je me sentais mal et je ne voulais pas le reconnaître. Car pour moi ce que j'avais toujours entendu ou retenu était que si tu montrais que ça n'allait pas, tu étais faible. Quelle croyance j'avais récupérée et que j'avais fait mienne. En effet, pour paraître conforme à ce que la société nous demande, à travers ce que nous apprennent et transmettent nos parents, nos grands-parents, l'école, notre entourage, consciemment et inconsciemment, j'avais occulté le négatif de ma vie. J'étais dans un déni complet par rapport à mon travail, ma famille, mes proches, mes expériences de vie et de moi-même. Et de mon côté, c'est comme si j'avais vu à travers cette personne toutes ses parts de lumière, je voyais au-delà de ses yeux quand je la regardais. J'avais l'impression d'avoir rencontré mon âme sœur, j'étais ébranlée par ce qu'il se passait. Cette rencontre était arrivée au bon moment car tous les pans de ma vie et de mon Être étaient sens dessus-dessous.

Au fur et à mesure que les années avaient passé, j'avais enfoui tous mes rêves, j'avais étouffé mes besoins pour répondre à des attentes, pour être aimée, acceptée, par habitude et par peur aussi. Je dissimulais par tous les moyens un vide intérieur qui s'était installé, une vie qui n'avait plus de sens, j'étais en pleine crise existentielle. Je colmatais comme je pouvais ce paquebot par divers leurres, prétextes et amusements extérieurs. Je consommais en excès des cigarettes, des hommes, de la malbouffe, de l'alcool. Je faisais la fête et j'achetais des objets et vêtements à outrance pour tenter de combler ce vide, de compenser, pour me calmer et m'apaiser. Je dévorais des livres de développement personnel et j'avais l'impression d'avoir tout compris, mon égo était à son niveau le plus haut. J'avais tout compris peut-être avec mon mental, mais je n'avais encore rien expérimenté. La pression au travail avait augmenté et avec mon envie de bien faire, de me dépasser, de me surpasser même, pour être aimée et reconnue, je travaillais à un rythme effréné. Cela, la direction l'avait bien compris et ainsi à travers ses demandes, cela venait appuyer sur mes points sensibles et cela fonctionnait, je travaillais encore plus. Et en parallèle, je répondais à toutes les sollicitations extérieures : sorties, demandes d'aide, d'écoute des amis, de la famille. J'avais peur de dire « non » et aussi, cela me permettait inconsciemment de rester bien éloignée de moi et de mes besoins. Dormir était une perte de temps à cette époque-là. La sieste je ne la connaissais pas, pour moi c'était pour les personnes malades ou pour les personnes âgées. Je courais après le temps, j'étais à deux cents à l'heure dans ma vie. S'évader, fuir pour ne pas me confronter à moi-même.

Je n'étais plus à ma place professionnellement et dans ma vie mais je ne faisais rien pour changer, car j'avais peur de perdre ma vie « confortable ». Cette voix intérieure qui, à plusieurs reprises depuis des années se manifestait mais que j'étouffais « change de travail, arrête de faire semblant, dis non, coupe cette relation ! » a fini par me montrer à travers différentes maladies, « mala dit » que ça n'allait pas. Migraines à répétition, névralgie d'Arnold, malaises vagaux, névralgie cervico-brachiale et j'en passe mais malgré tout cela, je n'ai rien changé dans ma vie. J'étais complètement déconnectée de mon corps et de mes émotions pour ne pas entendre, j'agissais uniquement avec ma tête. « Faut pas pleurer, faut pas montrer que l'on a mal ! ». Des couches et des couches que l'on s'ajoute au fur et à mesure des expériences de la vie pour se protéger et on devient complètement hermétique à soi, aux autres et au monde. J'étais dans le contrôle, mais combien de temps on peut tenir comme cela, toute une vie pour certains vous allez me dire, oui, mais à quel prix !

Épuisée physiquement, mentalement et émotionnellement depuis des semaines, des mois, voire des années à faire semblant, j'arrivais à un point où je n'avais plus la force de réfléchir avec ma tête, mon cerveau était en surchauffe. Eh oui, cela prend de l'énergie de faire semblant. Petit à petit, je me rendais compte que je perdais pied avec la réalité et en même temps, je m'ouvrais à une autre réalité. Mon quotidien étant devenu si dur à supporter et ayant de plus en plus de mal à y faire face, j'étais encore plus en mode « pilote automatique ». À ce moment-là, j'avais laissé les commandes inconsciemment à mon intuition, vous savez cette voix intérieure qui nous accompagne depuis toujours. Toutes les décisions que je prenais, je le faisais avec les signes de la vie et en suivant les synchronicités. Je lisais durant cette période « L'alchimiste » de Paulo Coelho qui m'a peut-être aidée à transposer inconsciemment les signes dans ma propre vie. Ce livre a eu l'effet d'une bombe sur moi, il me parlait tellement.

On parle de synchronicité lorsque deux éléments n'ayant a priori aucune chance d'être en contact, entrent en résonance à tel point que l'association prend un sens pour la personne qui les perçoit. Cette théorie a été développée par Carl Gustav Jung, un psychiatre suisse alors que je n'avais jamais entendu parler de ce concept auparavant. Ce n'est que quatre ans plus tard en 2014, lors de ma formation en coaching que j'ai appris ce qu'était une synchronicité. Je pensais avoir la maîtrise de mon corps et de mes émotions, cependant mon corps a eu raison de moi et il s'est exprimé plus fort, comme s'il fallait que je l'entende et que je l'écoute enfin. Et c'est comme cela qu'une spirale infernale qui avait pris forme depuis des années est arrivée à son apogée le 9 juin 2010. C'est aux urgences psychiatriques où j'ai terminé le lendemain ou plutôt que tout a commencé ; complètement déboussolée,

je ne savais plus qui j'étais.

Chapitre 2 : DE-RECONNEXION

Tu es moi, je suis toi, rayonne-le, émane-le.

Je me rappelle être rentrée chez moi la veille, exténuée par ma journée de travail et pour évacuer de ma journée et de la colère que j'avais accumulée, un des moyens que j'avais trouvé depuis plusieurs semaines était de danser chaque soir en rentrant. Aussi, je me suis mise à danser, danser, danser jusqu'à oublier que j'accueillais une amie ce soir-là chez moi. En effet, je devais héberger une amie qui partait le lendemain très tôt pour l'aéroport, mais j'étais déjà absente dans mon comportement. Lorsqu'elle est arrivée chez moi, j'étais presque surprise de la voir devant ma porte et j'avais complètement oublié qu'elle venait chez moi, pourtant cela ne me ressemblait pas. Avec ce trop plein à évacuer, j'avais plus envie de danser à ce moment-là, qu'être présente pour elle. Ainsi, elle a préféré partir pensant que j'étais plus d'humeur à faire la fête que de l'héberger chez moi et nous nous sommes fâchées sur le pas de la porte. J'avais été incapable de lui dire que j'étais épuisée physiquement et moralement, que j'étais agacée de ma journée. Bref que je n'allais pas bien et elle n'a pas vu non plus le mal-être en moi, tant je me débrouillais pour le dissimuler. Le lendemain matin, après avoir dansé toute la nuit, je ne suis pas allée travailler. En effet, j'avais passé la nuit à danser, mais également à écrire, à capter des choses bien au-dessus de moi, bien au-delà de ma compréhension. J'avais carburé au café, fumant cigarette sur cigarette et j'écrivais comme si au petit matin, j'accéderais à une vérité. Mais quelle vérité ?

Cet homme que j'avais rencontré en janvier 2010 avait provoqué tellement de résonance en moi, que cela avait réveillé un élan de recherches sur ce que pouvait bien être la nature de ce lien entre nous, que je ressentais très fort. Lorsque je rentrais chez moi après le travail, je continuais mes lectures et je reliais les informations entre elles. Je me rendais compte que je trouvais un autre sens dans ce que je lisais et j'écoutais, comme si je comprenais entre les lignes. Et chaque jour, je m'investissais encore plus dans mes recherches, me détachant un petit peu plus de mon quotidien, du travail, des collègues, de mon entourage, de ma relation et de moi-même. Je dormais de moins en moins, préférant me documenter pour tenter de trouver ce que signifiait cette rencontre. Cela faisait quelques jours aussi, que je ressentais une forte chaleur dans mon corps et c'était comme si je voyais d'autres formes lorsque je regardais la tapisserie blanche et nervurée dans ma chambre. Ce matin-là, le 10 juin 2010, je ne m'étais pas rendue à mon travail, alors que j'étais une acharnée du travail et que même malade habituellement, j'y allais. Car selon moi, il fallait être vraiment clouée au lit pour ne pas aller travailler, encore une croyance que je m'étais appropriée. « Sois forte et ne montre rien ! » était l'une des top trois de mes injonctions, tout comme « fais plaisir ! » et « sois parfaite ! ».

Persuadée de détenir une vérité au petit matin, j'avais préféré m'en aller annoncer la bonne nouvelle, comme si un renouveau était là. J'avais l'impression d'avoir vu défiler devant moi durant la nuit, l'origine du monde et des continents et d'avoir compris ce qu'était ma mission sur terre. J'étais l'élue et j'avais les mêmes pouvoirs que Dieu, comme si j'avais été désignée. Avec du recul, je dirais que j'ai pris conscience de l'existence du divin en moi et j'ai reçu et canalisé des messages bien au-dessus de ma compréhension. Mais j'étais à mille lieux de savoir comment gérer tout ce flux d'informations que j'avais écrit et qui se déversait en moi.

Au petit matin, d'un pas décidé, je suis allée annoncer cette bonne nouvelle dans mon quartier au lieu d'aller travailler. Je me rappelle cette nuit-là avoir fait du tri dans mon appartement, comme si j'avais besoin de me détacher des choses matérielles. J'avais commencé déjà à mettre cela en route quelques semaines avant, lors de ma semaine d'examen à Rouen. En plus de mes activités personnelles et professionnelles, d'un bilan de compétences que je menais aussi en parallèle, j'avais également repris mes études et je préparais une licence en Sciences du Langage, spécialité Langue des Signes. Durant mes examens, j'avais lié une amitié avec deux personnes et pour les remercier des moments passés ensemble, j'avais donné un bracelet rouge à l'une et ma trousse à l'autre, comme si je n'en avais plus besoin. J'étais sûre que j'allais partir pour un long voyage, quitter Toulouse avec la rencontre que j'avais faite. Aussi durant la nuit, j'avais préparé quelques affaires : une valise, des lunettes de soleil, un maillot de bain, des tongs. Ayant retrouvé ce que j'appelais mon « âme sœur » car c'était le terme courant dont on entendait le plus parler en 2010, j'étais convaincue que l'on allait partir tous les deux, en vacances et accomplir une mission ensemble, sans plus jamais se séparer. Et que du coup, tout nous attendrait, n'importe où l'on irait. Ainsi nous n'avions plus besoin de choses matérielles, puisqu'elles nous seraient offertes sur notre chemin. Donc, je n'avais pas vu l'utilité de fermer à clé mon appartement. Plus d'attachement, je n'avais pas pris mes cigarettes non plus, je n'en avais plus besoin puisqu'on allait m'en donner. Sauf que la réalité dans laquelle j'évoluais était différente de la réalité extérieure.

De là, je me suis dirigée dans une chaîne de restauration rapide. J'avais l'impression que ma vue s'était modifiée, je percevais les personnes différemment. En effet, je trouvais que les salariés ressemblaient étrangement à des personnes que je connaissais. Alors je me suis mise à demander des cigarettes, puis j'ai été expulsée du restaurant pour cause de dérangement de la clientèle. Moi qui croyais que les gens allaient me fournir en cigarettes, je ne comprenais pas pourquoi ils ne m'en donnaient pas et pourquoi j'étais éjectée du restaurant. Je ne me suis pas arrêtée là, je suis allée au supermarché de mon quartier, car je pensais que tout était gratuit pour moi à l'intérieur. Lorsque je lisais les pancartes promotionnelles, c'était comme si les messages s'adressaient à moi, j'y voyais un autre sens. J'avais l'impression d'être accueillie comme une star et que j'étais reconnue comme il se devait. En parallèle, je sentais bien que dans ma vie j'étais à l'extrême de jouir de cela, tellement mon vide intérieur était abyssal. Je suis ressortie du supermarché avec un artichaut, sans l'avoir payé. J'ignore encore aujourd'hui comment j'ai pu faire cela alors que ces dernières années, j'étais devenue hyper trouillarde d'enfreindre les règles. J'avais volé, mais je n'en étais pas consciente. Pourquoi un artichaut ? J'ai essayé de trouver une réponse, cœur d'artichaut peut-être, bref ça n'a plus d'importance. J'ai continué ma route jusque chez le cordonnier d'à côté, un copain qui n'avait rien compris de ce que je lui avais raconté. Lorsqu'on en a reparlé quelques mois plus tard, il m'a fait savoir qu'il pensait que je préparais une grande fête ou que j'avais trop fait la fête cette nuit-là. Mais il n'avait pas vu la détresse en moi. Alors, j'ai marché jusqu'à la clinique qui se situait en face de chez moi avec mon artichaut à la main. J'allais en direction de la clinique pour aller prendre ma chambre car j'étais persuadée que j'avais une opération chirurgicale prévue ce jour-là. Puis soudain, j'ai aperçu sur le trottoir d'en face un des fils de mon ancien patron et l'agent d'entretien de l'entreprise dans laquelle je travaillais. Ils étaient venus sonner chez moi étant donné que cela ne me ressemblait pas du tout de ne pas prévenir, de ne pas être à mon travail et en plus je ne répondais pas au téléphone.

Cela faisait quelques jours que mon absence était perceptible. Moi qui répondais au téléphone tout de suite, au moment où il sonnait, je ne répondais plus, j'étais fatiguée. J'envoyais même des messages vides la nuit à des personnes de mon répertoire téléphonique dans mon sommeil. Je me rappelle que les jours avant, j'écrivais dans un bloc-notes que je ne voulais pas aller à mon travail, que j'étais fatiguée, mais quand même chaque matin, je me levais et j'y allais. J'avais peur de m'arrêter, de me mettre en arrêt maladie et de me reposer. À mon travail, je perdais en concentration, j'avais des difficultés à réfléchir, chaque effort m'épuisait. J'en étais même venue lorsque l'on me posait une question ou pour prendre une décision à me munir du calendrier et en fonction du Saint du jour et de son histoire, je répondais ou prenais une décision. A cette époque-là, je confondais religion et spiritualité. Je me sentais fatiguée et en même temps je sentais que j'avais des éclairs de génie à des moments, que mes sens s'ouvraient, s'affinaient et que mon énergie décuplait. À ce moment-là dans la rue et dans mon champ de vision, j'apercevais celui que je croyais être mon « demi-frère » et celle qui semblait être ma « demi-sœur ». Résultat de ce que j'avais reçu et écrit cette nuit-là où nous étions tous reliés et par conséquent des demi-frères et des demi-sœurs. Nous avions tous une moitié, une part d'âme chez l'un comme chez l'autre. Et me voilà en train de courir vers eux avec cette bonne nouvelle que je souhaitais leur annoncer. Je leur précisais également mon rendez-vous pour l'opération et nous allions donc à la clinique nous renseigner pour mon intervention. Mon nom, mon prénom et l'opération étaient introuvables dans les fichiers. Pour moi, c'était incompréhensible étant donné que je savais que je me faisais opérer. En effet, je devais subir un mois plus tard une intervention chirurgicale pour une conisation de l'utérus suite à une HPV précancéreuse, sauf que j'avais confondu les dates de l'opération et le lieu de la clinique. Aussi, le fils de mon ancien patron et l'agent d'entretien comprirent que quelque chose ne tournait pas rond. Nous sommes ressortis de la clinique, j'ai été interpellée par des policiers qui m'ont demandé mon identité et j'étais dans une réelle confusion. Je disais mon prénom, mon nom et j'ajoutais le nom de mon ancien patron. La relation que j'entretenais avec mon ancien patron, mon compagnon de l'époque et avec mon père se ressemblaient. En effet, moi-même je trouvais des similitudes entre ce que mon ancien patron, mon ex-compagnon et mon père pouvaient me dire. Eh oui ! Vous aurez compris que quelque chose se jouait et résonnait dans ma sphère familiale, personnelle et professionnelle.

De là, nous avons pris un taxi mon « demi-frère » et moi pour aller aux urgences psychiatriques. Je ne savais pas où nous allions et je pense aussi que j'avais décidé de lâcher et de me laisser prendre en charge. J'avais été incapable toutes ces années passées de demander de l'aide lorsque j'en avais besoin. D'exprimer le mal-être que j'avais emmagasiné, de dire, de crier que j'étais épuisée. L'injonction « sois forte et ne montre rien ! » était tellement présente en moi, qu'elle avait eu le dessus. J'avais encaissé des coups durs de la vie sans jamais montrer une douleur, une souffrance. De mon séjour aux urgences psychiatriques de Purpan, je garde quelques souvenirs, notamment de l'artichaut que j'ai laissé à mon soi-disant « demi-frère », en attendant les résultats de mes analyses. J'étais fière de moi car les analyses étaient « clean » alors que mes proches qui m'avaient rejointe et le corps médical suspectaient la trace de drogues diverses ou d'alcool. Surprenant de monter si haut sans tout cela. En fait, j'ai fait comme une cocotte-minute qui était sous pression et qui a implosé. Je suis montée très haut jusqu'à toucher d'autres dimensions et je n'ai pas su redescendre. Une montée qui allait se finir en descente, en grosse chute d'ailleurs.

Chapitre 3 : ENFERMEMENT

*Je suis là avec toi quand tu te sens embrumée,
reviens à ce que tu connais, cela ne veut pas dire
régresser, juste patienter.*

Aux urgences de Purpan, une de mes « demi-sœurs » m'a rejointe. Bizarrement c'était mon ancien collègue de travail, mais je voyais en lui une part féminine plus prépondérante que le côté masculin. Eh oui ! Car à travers ce que j'avais canalisé et mes analyses, tout le monde avait un lien avec moi, nous étions tous connectés. Pour parfaire mes recherches, j'avais acheté quantité de magazines dans tous les domaines, comme si je devais ingurgiter encore et encore du savoir pour relier et comprendre plus de choses afin de pouvoir les partager. Quand je dis relier, c'était faire des connexions, des ponts, car pour moi tout avait un sens. Pour le corps médical, à l'inverse, j'étais atteinte d'une forme de logorrhée, un flux de paroles incessant. Je débitais des théories, des concepts sur la nature, la création du monde, l'origine des continents, l'humanité. J'avais l'impression d'être connectée et reliée à tout. Je me souviens d'une anecdote qui me fait encore sourire aujourd'hui. En attendant les résultats de mes analyses avec deux de mes anciens collègues, le néon au-dessus de moi clignotait et je leur certifiais que c'était moi qui contrôlais tout cela par rapport à la charge électrique que j'avais dans mon corps. Le positif, le négatif, les neutrons, les protons, les ions, j'étais même allée faire des recherches à ce niveau-là. Et en parallèle, tout ce que j'avais tenté de dissimuler pendant tant d'années remontait au fur et à mesure à la surface. Des épreuves de la vie que je n'avais pas acceptées : ruptures, critiques blessantes, deuils non faits et des blessures de l'enfance (sentiment de rejet et d'exclusion). J'ai dû rester deux nuits je pense en psychiatrie à Purpan, ensuite, j'ai été transférée dans une clinique psychiatrique.

Ce que je décris en suivant reste basé sur des souvenirs, car les premiers jours j'étais assommée par des neuroleptiques encore appelés antipsychotiques. Il m'a été administré du Rivotril et d'autres médicaments dont j'ai oublié le nom. Mes journées étaient rythmées par le réveil de l'infirmière qui apportait le petit-déjeuner avec la prise de médicaments. Puis, la matinée se déroulait autour de la machine à café à discuter avec d'autres pensionnaires, à boire cafés, cappuccinos et à fumer cigarette sur cigarette. Une manière comme une autre de tuer ce temps qui passait très, très lentement dans ce nouvel environnement. Je me retrouvais comme à l'époque du pensionnat où je partageais mes repas, ma chambre, des moments et des activités avec les autres. Sauf qu'à l'époque du pensionnat, au collège et au lycée, je me sentais libre. Des années que j'ai d'ailleurs adorées et pendant lesquelles j'ai développé mon autonomie. Et là je me sentais enfermée et j'étais aussi cloîtrée entre quatre murs. Ensuite arrivait le repas du midi en salle avec tout le monde, qui dit tout le monde, dit toutes pathologies confondues, comme dans l'enceinte de la clinique, d'où les traces que peut laisser un séjour en psychiatrie. Il n'y avait que la nuit que les pathologies étaient séparées par étage et par genre. La clinique était structurée du premier étage jusqu'au dernier, de la pathologie la moins lourde à la plus lourde, en d'autres termes, du patient atteint d'Alzheimer ou isolé au patient alcoolique ou qui a récidivé.

Je me souviens avoir été mise les premiers jours avec une personne qui avait fait une tentative de suicide, j'étais flippée de me retrouver dans la même chambre qu'elle. L'infirmière avait vérifié mes effets personnels :

le rasoir jetable pour s'épiler, la paire de ciseaux pour se couper les ongles et le flacon en verre d'huile d'amande douce étaient confisqués. Tout ce qui pouvait représenter un potentiel danger pour soi et autrui était conservé à l'infirmerie. Je me souviens lors d'une conversation téléphonique avec mon ex-compagnon de lui avoir parlé de mes peurs par rapport à ma voisine de chambre qui a compris de suite que je parlais d'elle. Elle m'a tellement gueulé dessus que j'ai demandé à changer de chambre. Et je me suis retrouvée avec une personne qui avait des manies. Cette personne avait plein de petits rituels qui me stressaient. Elle faisait son lit, parlait toute seule, puis sortait dans le couloir en laissant la porte ouverte. Elle restait un moment à attendre debout et ensuite elle re-rentrait dans la chambre et recommençait à faire son lit. Ma nouvelle voisine de chambre faisait cela en permanence, mais je me sentais quand même plus en sécurité à côté d'elle. Par la suite, j'ai été transférée dans une chambre seule et cela fut un soulagement.

L'après-midi était rythmé de la même façon entre pauses cigarettes, pauses café et autour de la machine à café. Je pense que je n'ai jamais bu autant de cappuccinos qu'à cette période. Il y avait aussi des activités proposées par la clinique : une salle de sport était à disposition, ainsi que des activités manuelles comme dessiner ou faire des colliers. Ma capacité de concentration était infime et cela était dû aux médicaments et à mon état. Je n'arrivais pas à tenir en place dans ces activités manuelles et à réaliser quelque chose. Je n'y trouvais pas de sens, je ne savais pas quoi faire, quoi créer et par où commencer. Alors toutes les émotions se mélangeaient, montaient et j'étais incapable de faire quoi que ce soit. Pourtant c'était prévu pour nous occuper, mais je n'arrivais pas à y rester. Alors je sortais de l'activité et je préférais aller discuter avec le personnel médical et les autres patients ; pour moi cela me nourrissait plus. Et puis arrivait l'heure du dîner avec la prise de médicaments et ensuite chacun vaquait à ses occupations : aller dormir, discuter, fumer, regarder la télévision.

Je me rappelle dès mon arrivée de m'être créé une bulle de protection à travers le chant où dès que je rencontrais quelqu'un, je remarquais qu'il me venait une chanson pour elle ou pour lui. Cela me permettait d'entrer en contact avec la personne et également de me cacher ou me protéger. D'une nature chaleureuse, je sympathisais rapidement avec tout le monde, je n'avais pas de filtre. Certains patients étant donné le contexte, leur mal-être ou leur personnalité n'étaient pas forcément dans la même intention que moi. Ainsi, soit ils m'abrutissaient de leur mal-être ou tentaient d'abuser de ma gentillesse, car je donnais des cigarettes ou payais un café très facilement. Et puis, d'autres ont été des rencontres dans lesquelles je voyais une partie de moi ou une ressemblance avec une personne de mon entourage, alors je m'en rapprochais car cela me rassurait. Une personne m'a prise sous son aile et je l'ai appelée mon ange gardien. Habitué et ancien de la clinique, il connaissait tout le monde et me mettait en garde envers certains ou certaines moins bien intentionnés que je ne pouvais l'être. Je me rappelle avoir été dépouillée de mes vêtements par une personne habitant à proximité de la clinique. Elle rentrait dans l'enceinte de la clinique régulièrement, au point que j'avais cru que c'était une patiente. Elle s'était liée d'amitié avec moi et avait réussi à échanger ses vêtements avec les miens. Je n'avais pas les idées claires pour m'apercevoir que ses habits étaient très abîmés alors que les miens étaient en meilleur état, une aubaine pour elle. Je lui ai laissé comme cela un débardeur jaune, un coloré, un bleu canard, une jupe en jeans et une paire de baskets rouges de marque et des sous-vêtements aussi. J'ai même failli échanger mon téléphone portable mais je le réservais pour quelqu'un d'autre à ma sortie, ce qui m'a sauvée, donc j'ai dit « non ! ». C'est ma famille qui s'est aperçue de cela, aussi mes parents et ma sœur ont dû me racheter des vêtements.

Je tentais de trouver de la vie dans cet endroit qui pour moi ressemblait à une prison. Je me rappelle avoir demandé à ma sœur de m'amener de la couleur au niveau des vêtements. Elle m'a apporté des colliers, des vêtements colorés, j'en avais besoin, c'était comme si cela me donnait de la force et venait réchauffer mon cœur. Je ne ferai le lien que plus tard du pouvoir des couleurs à travers la chromothérapie et aussi avec la couleur des chakras. Également, pour ne pas être affectée par les différentes personnes qui gravitaient autour de moi, je me construisais un monde avec des magazines que j'achetais à la librairie du coin. Je me jetais dedans pour rester connectée au monde réel. Des magazines sur la science, l'économie, les voyages, la cuisine... J'avais encore cette envie de dévorer de l'information, de la connaissance que je pourrais mettre à profit une fois sortie de là. Je me rappelle que mon ex-beau-frère le jour de mon départ a rassemblé l'ensemble des magazines dans un sac de courses et que celui-ci pesait son poids. J'avais besoin de me nourrir intellectuellement. J'avais toujours eu des doutes sur le fait que j'étais peut-être surdouée, ce qu'on appelle aussi zèbre ou Haut Potentiel Intellectuel, mais je n'étais jamais allée plus loin dans les démarches pour faire les tests ou me documenter plus sur le sujet. C'était quelque chose que je ressentais en moi, je me sentais depuis toujours en décalage avec les autres. J'avais un besoin, celui de comprendre, d'avoir du sens pour faire les choses, de traîner avec plus âgé que moi, de me poser des questions existentielles et de camoufler une sensibilité trop lourde à porter.

C'est un passage très dur émotionnellement que j'ai vécu pendant trois semaines au sein de la clinique. Le temps était figé, les journées interminables et répétitives. J'en avais assez de voir déambuler des personnes dans la même détresse que moi, ou pire encore. J'avais peur qu'elles m'entraînent dans leur mal-être et que je ressorte encore plus mal, ou plus folle que je ne l'étais à l'entrée. Car au fur et à mesure, je croyais aussi que j'étais peut-être atteinte d'une pathologie. Je voulais à tout prix que l'on me sorte de là. Chose qui ne s'est pas révélée simple, car il est plus facile de rentrer dans une structure psychiatrique que d'en sortir. Chaque fois que ma famille ou une personne de mon entourage venait me voir, c'était un moment de joie intense que je vivais et aussi de déchirement lorsqu'ils repartaient. Je n'avais qu'une seule envie : repartir avec eux, alors j'étais anéantie. C'était aussi très difficile pour eux, mais ils tentaient de ne pas le montrer. D'ailleurs, une fois deux amies du lycée étaient venues me voir, nous avions marché dans le parc où je leur débitais des concepts sur le monde et la nature. L'une des deux, enceinte, n'avait pas pu s'empêcher de fondre en larmes après m'avoir rendu visite. En effet, mes amies n'avaient pas trop compris le sens de mes propos. Et celle qui était enceinte était tellement affectée par cela, sûrement les hormones aussi, qu'elle n'avait pas réussi à trop me parler durant la visite, contenant ses émotions, m'ont-elles raconté plus tard. J'avais un appétit démesuré ; déjà qu'en temps normal je suis bonne mangeuse, les médicaments ne faisaient qu'accentuer ma faim. Je grossissais ou plutôt je gonflais à vue d'oeil. Je me rappelle d'un paquet de bonbons qu'une amie m'avait apporté lors de sa visite, que j'avais ensuite englouti le temps où nous étions ensemble. D'ailleurs, elle me confia plus tard que je ne lui en avais même pas proposé, ce qui nous fit rigoler. Les médicaments me faisaient dormir énormément, plusieurs fois dans la journée, je retournais dans ma chambre m'allonger. Les médicaments sont là pour empêcher le mental de tourner. Certes, ces derniers m'ont aidée à me reconnecter à mon quotidien, mais sur du long terme, les effets associés sont désastreux. Prise de poids énorme, tremblements, perte de mémoire, ralentissement dans les faits et gestes du quotidien, difficultés à réfléchir, à s'exprimer correctement et avec une perte de tonicité dans le corps et la voix. Le corps est mou, comme anesthésié, les bras sont ballants, tout est relâché, voire trop. Par moments, cela est choquant à observer. Si on reprend l'étymologie du mot « neuroleptique », « du grec *neuron*, nerf et *leptos*, qui affaiblit », c'est le but des médicaments. Pour une reconstruction de soi après un évènement comme celui-ci, ces médicaments ont eu leur limite pour ma part.

Chapitre 4 : SORTIE

Il n'y a pas de mauvais chemin, prends celui qui
t'apaisera, te calmera, te reposera.

J'ai passé aussi trois semaines que je n'oublierai jamais pendant lesquelles les gens s'occupaient de moi : ma famille, mes amis, le corps médical. Je n'avais ni à penser, ni à réfléchir ou décider. On le faisait à ma place et je reconnais que j'en avais bien besoin, je ne pouvais pas le faire par moi-même. J'étais arrivée à un point où j'étais épuisée moralement et physiquement et les médicaments n'aidant pas à penser, j'avais besoin d'une aide extérieure pour m'accompagner dans les démarches quotidiennes. Cela faisait aussi du bien de se sentir aidée, choyée et aimée, d'avoir toute l'attention tournée vers moi. Ayant développé pendant toutes ces années une personnalité à me débrouiller toute seule, je ne demandais jamais d'aide, ne montrais jamais mes larmes, ne me plaignais jamais et étais toujours celle qui soutenait les autres. Aussi pour une fois, je reconnaissais que c'était plutôt agréable de se reposer sur quelqu'un et d'avoir du soutien. J'avais enfin accepté de l'aide, sauf que l'habitude avait été vite prise et le plus douloureux fut à ma sortie. J'avais envie de rester au sein de la clinique, car j'y avais pris mes habitudes et avais peur dorénavant d'affronter l'extérieur. Qu'allait-on dire de moi ? Qu'allais-je faire maintenant ? Il avait été convenu que je passe quelques semaines auprès de ma famille, cela a eu ses limites, j'avais envie de retrouver mon appartement et mes repères. J'avais besoin de retrouver mon indépendance et le maternage commençait à m'étouffer. Mon compagnon de l'époque avait mis fin à notre relation quelques jours après ma sortie et de par le lien si fort que j'avais ressenti au départ de notre relation, la séparation a été très douloureuse et très dure à encaisser. Alors j'ai commencé à consigner mon histoire par écrit pour ne pas oublier ce pan de ma vie.

J'avais l'impression d'avoir perdu le contrôle sur ma vie et que celle-ci m'avait filé entre les doigts. Ayant touché le fond, c'était très difficile pour moi de me relever. J'étais au sol et c'était comme si mon identité était tombée par terre. J'aurais pu la ramasser mais elle était en morceaux, en miettes et finalement je me rendais compte qu'elle ne me convenait plus. Mon masque était tombé ! Je me sentais nue, dépouillée. J'avais honte, moi qui étais si forte, toujours positive, qui protégeais, rassurais, réconfortais, remontais le moral aux autres lorsque cela n'allait pas, j'avais l'impression d'avoir failli. Qu'allait-on penser de moi ? Le regard de l'autre était très important pour moi. J'allais devoir tout réapprendre. Réapprendre à sourire, penser, réfléchir mais pas trop. Réapprendre à faire confiance à la vie et à me faire confiance aussi. Réapprendre à me concentrer sur une discussion, sur un sujet. Réapprendre à parler, à m'exprimer sans que je ne paraisse « illuminée ». Les larmes montaient dès que je voyais que j'échouais. Avoir un fou-rire était devenu un pari fou, je surveillais mon évolution et chaque pas que je faisais dans ma reconstruction était une victoire. Je me rappelle m'être rendue quatre mois après chez une amie le temps d'un week-end pour fêter ses 30 ans ; je dormais encore beaucoup dans la journée, un rien m'épuisait. La joie de vivre n'était pas encore au rendez-vous, le sourire était forcé, je n'avais pas d'émotion et ne ressentais rien. Je m'observais et le jour où j'ai eu un premier sourire, un vrai premier sourire et non forcé, je savais que j'avais marqué des points. Et lorsque j'ai eu un fou-rire, j'ai été aux anges.

Et puis, il me fallait accepter le regard de l'autre qui savait que j'étais allée à l'hôpital psychiatrique et qui inconsciemment ou consciemment m'étiquetait. Et aussi les questionnements liés à mon quotidien dont le travail et l'argent sont réapparus. Revenir dans mon entreprise ? Démissionner ? J'avais plus qu'envie de démissionner. Cependant, j'ai écouté mon entourage et je suis revenue dans l'entreprise après trois mois d'arrêt maladie. Écouter les autres et non s'écouter soi et en même temps, j'étais à zéro niveau confiance en moi, donc cela aurait été peut-être compliqué de retrouver un emploi dans cet état-là ou de rester chez moi, des mois à ne rien faire. Avec du recul, je pense que c'était sûrement la décision la plus appropriée, mais je ne voulais quand même pas y retourner. Peut-être que j'avais aussi un dernier passage à faire dans cette entreprise, une expérience à vivre, quelque chose à apprendre, mais je ne l'ai su que plus tard. La peur du jugement, de l'échec, la honte d'être considérée comme folle, j'ai imaginé et entretenu ces scénarios maintes fois dans ma tête. Pour moi, j'avais fait un burn-out et je n'étais pas malade. En 2010, cela n'était pas aussi médiatisé qu'à l'heure actuelle mais les psychiatres parlaient plus d'une bouffée délirante aiguë, ce qui peut faire peur lorsque l'on entend ces mots-là. Et puis, tous les a priori sur la psychiatrie qui sont ancrés dans l'inconscient collectif ne m'ont pas rassurée non plus. Et une fois sortie de l'établissement, j'ai dû continuer mes séances avec le psychiatre de la clinique. Au départ une fois par semaine, puis cela s'est espacé au fur et à mesure, tout cela couplé au traitement médicamenteux lourd que j'avais, de la Dépakine, puis de la Dépakote entre autres. Moi qui me sentais invincible, toujours là pour rassurer, motiver, écouter et encourager l'autre, j'avais échoué. Voyez-vous l'image du sauveur ? Eh oui ! C'est bien plus tard que j'ai compris qu'il fallait se sauver soi-même au lieu de vouloir sauver l'autre. Et qu'il fallait prendre soin de soi d'abord, pour pouvoir ensuite prendre soin des autres.

L'image que j'avais de moi était autour de zéro, cependant la vie avait repris son cours. Je prenais mes médicaments, j'avais repris le travail et j'avais modifié certaines de mes habitudes. Me coucher plus tôt, faire moins la fête, manger de manière plus équilibrée, faire le tri dans mon entourage, ainsi, je pensais que je reconstruisais ma vie. En fait, je modifiais des choses en surface, sans rien changer en profondeur. Ma vie était rythmée également par les séances chez mon psychiatre qui me ramenait toujours à l'épisode délirant que j'avais eu. Au lieu de trouver de la compassion, un moment et un lieu d'écoute, je ressentais du jugement et plus de peurs en sortant de la consultation qu'en y entrant. J'ai pris la décision à un moment donné de ne plus prendre les médicaments prescrits sans rien dire à mon psychiatre et à ma famille. En effet, j'avais pris du poids, je tremblais et le regard de l'autre était très difficile à supporter. Avec ces médicaments, j'avais du mal à me concentrer, à réfléchir, j'étais comme anesthésiée, alors que je suis de nature plutôt vive. Moi qui adore penser, analyser et faire carburer mon cerveau. Puis sentir qu'il n'y a plus d'idées qui passent et se sentir figée, j'en ai eu des larmes qui ont coulé. J'avais la sensation que mon cerveau était bloqué pour réfléchir, ce qui est le but des médicaments.

Chapitre 5 : FUITE

Rien ne presse sauf d'Être.

Un an après, je fêtais ma renaissance en ornant mon corps d'un tatouage, une tortue symbolisant plusieurs choses : d'une part, la carapace que je m'étais mise tout ce temps pour me protéger, d'autre part la tortue qui est le symbole de la sagesse et le fait que celle-ci avance lentement mais sûrement. J'avais toujours rêvé de visiter Barcelone et je suis donc partie trois jours seule pour marquer ce passage de mon ancienne à ma nouvelle vie. Je redécouvrais le plaisir d'une vie où je faisais mes propres choix, jusque-là dirigés par ma famille et mon entourage. J'éprouvais un sentiment de liberté, une ville inconnue que j'étais heureuse d'arpenter seule et j'étais fière d'avoir su rebondir. Ensuite, quelques semaines plus tard, je faisais la rencontre d'un homme qui allait me donner du fil à retordre. Une fois de plus, je n'avais pas écouté mon intuition dans cette relation qui ne me convenait pas. J'ai tenté de dire « non ! » à cette relation plusieurs fois, mais je me suis laissée rattraper par mon mental. Je peux dire aujourd'hui que mon corps a tenté de me protéger et m'a parlé. J'ai cumulé trois opérations chirurgicales au niveau utérin avec une ablation de kystes et de glandes de Bartholin. J'étais dans une relation amoureuse dans laquelle je ne me respectais pas, que mon corps refoulait et mon cœur refusait, mais ma tête disait « oui ! ». Mon travail ne me correspondait plus, mais je continuais quand même à l'exercer. Épuisée mentalement et physiquement par les opérations, ma relation sentimentale qui m'enfermait et mon emploi, inconsciemment, je replongeais à nouveau dans un mal-être.

J'ai décidé de mettre un terme à cette relation en croyant que cela suffirait à éloigner cette personne de moi, tellement elle m'envahissait, mais cette personne restait quand même à proximité de moi, même si j'avais mis fin à la relation. Elle me joignait par téléphone, je la retrouvais dans mon quartier lorsque j'allais faire les courses et je tombais dessus comme par hasard, alors que nous n'habitions pas le même quartier, je me sentais harcelée. Et quelques semaines après, mon ex-compagnon rencontré en 2010, avec qui j'avais ressenti un lien très fort, a réapparu et j'ai entamé une nouvelle relation sentimentale avec lui. En parallèle, mon corps a eu raison de moi une seconde fois. Un soir exténuée à nouveau, je me suis mise à balancer des posts sous forme de jeux de mots sur les réseaux sociaux que j'étais la seule à comprendre. Juste auparavant, une dispute verbale violente avait éclaté avec cet ex qui rôdait autour de chez moi, avec lequel j'avais pourtant rompu quelques semaines plus tôt mais qui continuait à maintenir le contact de différentes manières. Il avait fini par rentrer dans ma résidence et à arriver jusqu'à ma porte et insistait pour que je lui ouvre. Il voulait soi-disant parler, suite à une blague un peu cynique que j'avais reçue sur mon téléphone et que je lui avais transférée volontairement par sms, un peu plus tôt en fin de journée. Toute seule dans mon appartement, j'étais terrorisée, j'ai eu très peur qu'il défonce la porte et je me rappelle avoir imité une voix d'homme pour me défendre et qu'il daigne partir. Cette nuit-là, la vie m'a envoyé des anges, plusieurs personnes se sont manifestées, mais j'étais une fois de plus perdue et je n'ai pas entendu, ni perçu les signes. Un copain m'a appelée pour parler de sa vie sentimentale et un autre qui avait senti que quelque chose ne tournait pas rond en voyant mes posts sur Facebook, m'a contactée. Et puis, il y a eu mon ex du lycée sur lequel je suis tombée lorsque j'ai appelé le SAMU ou les pompiers, je ne me rappelle plus si j'avais fait le 15 ou le 17. Il était de garde au niveau de la plateforme téléphonique, j'y repense, avec du recul, c'est incroyable, je n'avais pas été en contact avec lui depuis une dizaine d'années, depuis le lycée et il habitait dans l'Hérault. Je lui ai parlé de mon travail qui m'accaparait, mais je n'ai pas su lui exprimer que cela n'allait pas et que j'avais besoin d'aide et j'ai raccroché. Après avoir fait nuit blanche où j'avais à nouveau écrit sur le monde, que l'on devait se réveiller et se réunir avant décembre 2012, j'ai appelé ma sœur le matin pour demander de l'aide, et au ton de ma voix, elle a tout de suite compris.

Chapitre 6 : RE-CHUTE

*Déleste-toi de ce qui t'entrave et
vole, vole de tes propres ailes.*

On prend les mêmes et on recommence, 11 février 2012, direction les urgences psychiatriques, cette fois-là je pleurais, je ne voulais pas y retourner et ne souhaitais pas avoir affaire à mon psychiatre. Je me rappelle avoir demandé à ma sœur de m'envoyer dans une autre clinique. De mémoire, j'ai passé deux nuits aux urgences psychiatriques. J'étais en pleurs, je revivais le même scénario, mais je le vivais plus violemment car peut-être plus consciente de ce qui m'arrivait. Je garde en mémoire des chansons qui passaient sur les écrans, auxquelles je me raccrochais pour m'apaiser : « Paris-Africa Des ricochets » et aussi la reprise par Shakira « Je l'aime à mourir ». Ensuite, je suis partie de jour dans la même clinique psychiatrique. J'y ai retrouvé quelques anciens et dès le départ je me suis de nouveau mise dans une bulle de protection où, dès lors que j'abordais quelqu'un, je lui sortais un jeu de mots qui me venait en le voyant. J'agissais ainsi peut-être pour attirer la sympathie ou à l'inverse pour me protéger des mots qui pouvaient sortir, car comme je l'ai déjà précisé, toutes les pathologies étaient mélangées au sein de la clinique. Et ma hantise était de ressortir encore plus malade que lorsque j'étais rentrée, même si cela semble paradoxal. Je me suis liée d'amitié avec un autre pensionnaire qui me trouvait « délire » avec mes jeux de mots et qui m'a aussi pris un peu sous son aile. Il aimait le rap et Abd al Malik qu'il m'a fait découvrir. Je me rappelle avoir revu un ancien copain de clinique qui se souvenait de moi et de ma capacité à chanter tout le temps. C'était rassurant quelque part de revoir quelqu'un que je connaissais, c'était une personne que j'appréciais. Je revenais avec quelques repères, mais je ne supportais pas du tout d'être là à nouveau. Je crois que cette fois-là, même si mon séjour a duré moins longtemps, une semaine, il a été plus traumatisant. J'avais l'impression d'avoir échoué, de n'avoir rien compris à la première alerte et que mon mal-être était vraiment pathologique. J'étais en colère contre les psychiatres de n'avoir pas compris mon mal-être, mon mal de l'Être et de n'avoir pas su m'aider. D'ailleurs, je n'ai pas mâché mes mots lors de ma consultation avec le psychiatre remplaçant de mon attitré qui était en vacances. J'ai dû ravaler mon ego et m'excuser pour pouvoir sortir.

Durant cette semaine, je me suis mise dans ma bulle. Je me suis inscrite tout de suite à la médiathèque de la ville pour pouvoir emprunter des livres et aussi faire des économies par rapport à ma première hospitalisation, où j'avais dévalisé le tabac presse. Ma famille m'avait apporté des gourmandises salées et sucrées que je dévorais. L'appétit était décuplé à cause des médicaments qui donnaient faim et c'était sûrement pour moi une manière de compenser, de combler ce mal-être qui m'envahissait. Une amie m'avait apporté un disque dur avec beaucoup de musique et de films. Je me souviens que la musique m'apaisait, me relaxait, enlevait mes doutes et ma tristesse. Le passage très court a été très intense en tristesse, culpabilité, colère, de me retrouver là à nouveau. Je remercie ma sœur, mes parents et mon ex-beau-frère qui ont tout fait pour que je sorte rapidement et à nouveau, je suis partie auprès d'eux pour me refaire une santé.

J'étais déboussolée, mes journées étaient longues, je ne savais que faire, quoi entreprendre. Je suis allée dans l'entreprise où travaillait ma soeur pour me changer les idées. Je me souviens qu'elle avait essayé de m'occuper en me donnant des plannings à réaliser de manière informatisée, je n'y arrivais pas. Je tentais, réessayais, mais en vain ! Ma concentration était à zéro et je me rappelle en avoir pleuré, j'étais triste de ne pas réussir, alors qu'en temps normal j'étais très douée en bureautique. J'avais réalisé des études en secrétariat et j'avais dix ans d'expérience dans l'assistanat. Par conséquent, une grosse culpabilité m'envahissait et les jours suivants, je ne suis pas retournée à l'entreprise, je suis restée chez ma sœur et mon ex-beau-frère. Sur la proposition de ma soeur, je donnais des cours de français à ses enfants pour tenter de me raccrocher à quelque chose. Même si j'étais aidée par ma famille, je me sentais seule dans ce que je vivais et dans ce que cela provoquait comme douleur à l'intérieur de moi. J'aurais aimé trouver quelqu'un qui avait vécu ou ressenti la même chose que moi. Puis vint le moment où à nouveau j'ai eu envie de revenir chez moi, à Toulouse. Ce fut une négociation très musclée avec mes parents et ma sœur.

Je suis repartie, mais je n'étais pas complètement remise et du coup c'était compliqué. J'ai tenté de m'occuper de diverses façons. Je me suis vue en train de vouloir développer l'équation d'Einstein. Je postais des musiques sur Facebook très tôt le matin ou très tard dans la nuit, des musiques dont les paroles me touchaient. J'étais incapable d'exprimer mes émotions et ces musiques me permettaient de m'exprimer, de partager une émotion et une sensation que je vivais. Deux artistes que j'avais découverts en 2010 avant mon burn-out et qui durant cette période m'ont redonné de la force et du courage également sont : Soprano, rappeur avec son album "Puisqu'il faut vivre" et Grand Corps Malade, slameur, poète avec son album "Enfant de la ville". Mon mental n'arrêtait pas de tourner et en même temps, j'avais la sensation d'être connectée à un amour grand, immense, une vague d'amour incommensurable qui me protégeait et qui balayait tout sur son passage. C'est-à-dire les peurs que je pouvais avoir ou les rancoeurs que j'avais accumulées, ainsi que la gêne de n'avoir jamais exprimé ouvertement mes sentiments à mes parents disparaissaient. La vanne du cœur était désormais ouverte et je me rappelle avoir appelé ma sœur un jour en lui disant « dis à maman et à papa que je les aime ! ». Elle ne comprenait pas du tout mon comportement, nous qui étions très réservés dans la famille pour exprimer ce que l'on ressentait l'un envers l'autre. J'ai découvert la notion d'amour universel, inconditionnel quelques années après, en lisant le livre de James Redfield « la Prophétie des Andes », qui se nomme l'Agapè et à sa description cela m'a fait penser à ce que j'avais ressenti à ce moment-là . Puis ma famille a pris la décision de me faire revenir en Aveyron.

Je me souviens que ma sœur m'a appelée en m'ordonnant de prendre juste quelques affaires et d'aller à la gare, de prendre un billet et qu'elle venait me récupérer à la gare de Saint-Sulpice dans le Tarn. J'avais l'impression au ton de sa voix et dans sa façon de me donner cette directive qu'un danger se profilait, que je devais fuir et cela m'avait emplie de peurs. J'ai eu droit à un sermon de la part de ma mère en arrivant, je me sentais comme une petite fille qui venait de commettre une bêtise, c'était douloureux à entendre. Je me retrouvais une fois de plus pour quelques semaines en

Aveyron où j'alternais au niveau de l'habitation entre chez ma sœur et chez mes parents. Je me sentais assistée comme une enfant. Compte-tenu des informations que le psychiatre avait dû communiquer à mes parents et à ma sœur sur mon état, ma mère faisait ce qu'elle croyait bon pour moi. Cependant, j'avais l'impression d'être prise pour une malade. J'étais tellement partie vite de chez moi que je n'avais pas emporté mes médicaments ou alors j'avais considéré que ce n'était pas important de les prendre. Quelle erreur j'avais commise, car mon corps était habitué à sa dose et il a eu du mal à pallier le manque. Je prenais notamment du Rivotril, de la classe des benzodiazépines qui a des propriétés sédatives et anxiolytiques et pour lequel le risque de dépendance est élevé. Je me rappelle que mon instinct me poussait à prendre des bains pour calmer mes angoisses et que ma sœur tentait de compenser comme elle le pouvait et surtout avec ce qu'elle avait, du L72, un médicament pour les troubles mineurs du sommeil.

Puis je suis revenue à Toulouse, cette fois-là accompagnée de ma mère, car je me préparais à une nouvelle opération utérine que l'on avait dû repousser à cause de mon état. Entre-temps, la décision avait été prise que je déménage de Toulouse. En effet, mes parents et ma sœur avaient insisté pour que je parte de Toulouse et que j'emménage dans l'Aveyron, décision qui s'avérait compliquée à prendre pour moi qui étais devenue une vraie citadine. J'allais quitter mon emploi, ma vie toulousaine, mon appartement où j'avais vécu neuf ans, mes amis, c'était trop brutal. Je n'avais pas du tout envie au fond de moi de partir dans l'Aveyron, donc j'ai réfléchi à une alternative qui conviendrait à ma famille, qui la rassurerait et moi également. Ainsi, j'ai choisi Saint-Sulpice dans le Tarn, un entre-deux où une de mes amies habitait. J'essayais de me convaincre que c'était la bonne et la meilleure solution mais j'avais des tiraillements. Et donc, le déménagement a été acté en avril 2012.

Chapitre 7 : RE-CONSTRUCTION

C'est à en allant à la rencontre de ton Être que tu iras à la rencontre du reste.

Le soir même de mon emménagement, j'ai compris très rapidement que l'endroit ne me conviendrait pas. Mais c'était une étape par laquelle je devais passer. En effet, ayant dépensé toutes mes économies pour faire ce déménagement, j'allais devoir patienter. Et puis au bout d'un moment j'ai accepté l'idée d'être à Saint-Sulpice, totalement je ne sais pas, du moins je me suis dit que plus vite je mettrais de l'argent de côté, plus vite je reviendrais à Toulouse. Ce break de neuf mois similaire à la durée d'une grossesse, à Saint-Sulpice, a été profondément salvateur. Je me suis vraiment posée et enfin confrontée à moi-même. C'est à ce moment-là que j'ai écrit mes premiers poèmes dans un carnet que ma sœur m'avait apporté à la clinique. L'écriture a été un exutoire grâce auquel j'ai mis des maux en mots.

Trois mois après, j'ai repris mon travail, toujours le même mais il y avait une autre motivation derrière, à savoir celle d'économiser de l'argent pour me réinstaller à Toulouse, d'où une reprise moins difficile. À la reprise de mon poste, mon ancien patron m'a missionnée sur un nouveau projet, la coordination de travaux de rénovation sur 600m² dans l'enceinte de l'entreprise. Angoissant au premier abord, je trouvais cela costaud pour mon retour qui devait se faire en douceur. D'un autre côté, j'étais excitée par ce nouveau projet car il allait être source d'apprentissages et de défis à relever. Bien que mon cerveau adore cela, être stimulé par de nouveaux challenges, j'étais en même temps envahie de peurs de par l'ampleur du projet. Pendant six mois j'ai géré, administré, coordonné l'ensemble des travaux de rénovation avec le maître d'œuvre et secondée par ma collègue de travail. Je me suis découverte à aimer suivre les réunions de chantier, modifier des plans électriques, les valider, à prendre des décisions lourdes de conséquences, choisir la nouvelle décoration, le nouveau mobilier, les couleurs des peintures et la moquette. Mon ancien patron avait le dernier mot sur les décisions prises, mais il me faisait totalement confiance et avait aussi pris l'habitude de me déléguer beaucoup, voire trop. En parallèle, je suis allée voir une psychologue qui m'a surprise en me disant qu'à même pas trente ans, j'avais réalisé énormément de choses au niveau de mes études et de mon travail, ce dont je n'avais pas conscience et que j'ai compris plus tard. Je tiens à remercier cette psychologue qui a vu en moi autre chose qu'une pathologie. En valorisant mon chemin, elle m'a aidée à me raccrocher à cela et à y croire.

Et je retiens une phrase qu'elle m'a dite, « vous devez prendre les rênes de votre vie, vous devez être responsable de votre vie ! ». J'étais complètement désarçonnée, je me rappelle encore lui avoir demandé comment procéder. Elle a commencé par me conseiller de m'inscrire par exemple à des activités dans lesquelles je trouvais du plaisir, j'en trouvais peu à ce moment-là, rien que de cuisiner un bon repas pour moi toute seule me demandait un effort incroyable. Donc me voilà partie avec cette phrase résonnant en moi, à essayer de trouver comment y parvenir.

Je me suis inscrite sur le site « On va sortir » et à la zumba également. Et puis petit à petit, j'ai raccroché les wagons. À l'âge de vingt ans, j'avais découvert Jacques Salomé, sociologue toulousain qui m'avait initiée au développement personnel à travers ses livres. Je me rappelle que le premier que j'avais lu était « Le courage d'être soi » et étant d'une nature à la remise en question, je m'introspectais régulièrement, mais je n'étais pas allée assez loin dans cette quête. Cet écrivain toulousain m'avait donné de bonnes bases qui étaient restées principalement dans mon mental et que j'avais très peu expérimentées ; et finalement j'ai décidé de mettre tout cela en pratique. Mon ex-compagnon que j'avais rencontré en 2010 me l'avait bien dit, mais je n'avais pas voulu le voir ou l'entendre à ce moment-là, « il faut passer par la souffrance, la vivre et l'accepter pour rebondir ». La courbe du deuil, ça vous parle ! Or moi dans tout ce que je faisais, je fuyais la souffrance, je ne la vivais pas, je m'en coupais, parce que c'était douloureux et je n'avais pas envie de souffrir. Pourtant, s'arrêter et aller explorer ce que l'on a caché, les parts obscures, les zones d'ombre que l'on a en soi est tellement nécessaire pour accéder à plus de lumière et aussi à plus de paix.

J'ai donc décidé de commencer un travail en profondeur, accompagnée par la psychologue, celle qui m'avait redonné espoir par rapport à mon parcours, Tout en continuant en parallèle à prendre mes médicaments et à aller voir chaque semaine mon psychiatre. Je me souviens avoir été en colère envers lui lors d'une séance après mon deuxième passage en psychiatrie et lui avoir dit qu'au lieu de me mettre dans une case de bipolaire, il ferait mieux de chercher la cause du problème ailleurs. Car visiblement, il n'avait rien compris à ce qui m'arrivait. Il s'est servi plusieurs fois de ce coup de colère que j'avais eu pour dire que c'était un des symptômes de la bipolarité, maladie qu'il disait m'avoir diagnostiquée. Lors d'une autre séance, je me rappelle qu'il m'a demandé si je connaissais la série « Homeland » : cela ne me disait rien. Et là, il m'a précisé qu'un soir en regardant la série, il avait pensé à moi car je lui faisais penser au personnage principal qui était bipolaire. J'étais estomaquée par ce que j'étais en train d'entendre de la bouche de mon psychiatre. Qu'est-ce que cela apportait de plus d'ajouter cela dans la séance ? Lors d'une autre consultation, il m'a tendu le fascicule d'un groupe de paroles pour bipolaires, je l'ai jeté en arrivant chez moi. Il tentait de m'enfermer dans cette case alors que je ne me ressentais pas au fond de moi comme cela. Ce qui m'a sauvée, c'est cette force que j'ai eue de résister à ce qu'il me cloisonne dans une étiquette. Et cette force, je la dois à ce vécu dans mon enfance, où, de par ce rejet et cette différence que j'ai ressentis à l'école primaire par ma couleur de peau, j'ai cultivé par la suite cette différence et je n'ai plus jamais voulu rentrer dans une case. Même si au départ de ma vie, cela a été difficile, j'en ai fait une force et à ce moment-là, cela m'a bien aidée et me sert au quotidien. Donc petit à petit, je reprenais confiance en moi et je me suis dit qu'à partir de là, j'allais faire ma peine comme en prison, c'est-à-dire montrer patte blanche. Ainsi, j'ai demandé à voir un autre psychiatre avec qui parler et lui je ne le voyais du coup que ponctuellement, uniquement pour le renouvellement des cachets. Avec lui, la visite était expédiée en 15 minutes montre en main, il n'y avait pas de place pour s'exprimer vraiment et ce psychiatre avec le don de vous ramener toujours à votre état, vous savez celui dans lequel il vous a connue à la clinique.

J'étais en train d'accepter que je souffrais d'un mal-être psychique, héréditaire sûrement, étant donné que mon père et ma grand-mère paternelle avaient connu la dépression et l'hôpital psychiatrique. Je me cantonnais donc à continuer mes visites chez ma nouvelle psychiatre et ma psychologue, puis à prendre mes médicaments. Seulement une partie de moi ne se reconnaissait pas dans ce diagnostic de bipolarité et des personnes de mon entourage étaient du même avis. C'est cette remise en question, ainsi que ma curiosité et cette intuition que j'ai écoutée enfin qui m'ont conduite à essayer d'autres pratiques pour tenter de comprendre et de me comprendre. Et c'est là que je me suis ouverte aux médecines alternatives telles que le shiatsu, la réflexologie, l'énergétique pour travailler sur d'autres plans. Je suis allée soigner d'autres pans de mon Être.

Je pense que si j'étais restée à ce seul avis, celui de mon psychiatre, je prendrais encore à l'heure actuelle des médicaments et continuerais encore ma thérapie. Attention, je ne dis pas qu'il faut arrêter tout traitement médicamenteux et thérapie. Mais me concernant, j'ai senti que les médicaments étaient valables pour un temps et qu'après sur la durée, je me fixais l'objectif de m'en défaire ainsi que de mes visites chez le psychiatre. D'où l'importance d'écouter son ressenti, de rester curieux et ouvert à ce qui se présente à nous. Rester ouvert à d'autres alternatives, tout en se faisant orienter par des personnes de confiance qui connaissent ; qui ont déjà expérimenté d'autres pratiques alternatives et qui recommandent le professionnel à aller voir. Et lorsque j'ai commencé à dire « non ! » à ce qui ne me convenait pas dans ma vie, sans plus avoir peur d'être rejetée mais dans l'optique de penser à moi, juste à moi et à mes besoins profonds, alors je me suis dit « oui ! ». J'ai ainsi mis fin à ma relation amoureuse avec mon ex-compagnon rencontré en 2010 qui était re-rentré dans ma vie en 2012.

Chapitre 8 : NOUVELLE PAGE

Nous avons tous notre note à jouer dans ce grand spectacle qu'est la vie.

Et c'est comme cela que j'ai attiré à moi et rencontré les personnes qui correspondaient à ma nouvelle vie, quelques mois plus tard. Mon conjoint actuel et la personne qui m'a formée au coaching font partie de cette nouvelle vie. Eh oui ! La vie réserve bien des surprises, il y a des anges à chaque coin de rue, faut-il encore les voir. Si j'étais revenue à mon travail, je dis aujourd'hui qu'il y avait d'autres raisons, parmi lesquelles celle-ci : c'est à cet endroit que j'ai connu le coaching. Ce qui m'a conduite par la suite vers une reconversion professionnelle comme coach en transition de vie professionnelle et personnelle. Grâce à ma formation en coaching, j'ai appris d'autres choses sur moi et aussi sur le comportement humain et sa psyché. Lors de cette entrée vers les médecines alternatives, je me suis mise également à une pratique corporelle, le Qi

Gong, ce qui m'aidait à mettre mon mental, mes pensées au repos et de revenir dans mon corps. Cela a été l'occasion après mon burn-out, de me reconnecter aussi à mes rêves d'enfant : tout ce qui touche au domaine artistique. Effectivement, lorsque j'étais enfant, je chantais pour indiquer à mes parents que j'étais réveillée, j'avais une machine à écrire, je faisais des imitations…Tout était déjà là ! Aussi je me suis mise à la pratique de la danse urbaine en 2010. Après l'écriture de plusieurs poèmes, j'ai posé la plume pour le chant et j'ai intégré un groupe de reprises de rock en 2012. Puis l'écriture est revenue dans ma vie en 2016 et le slam s'est invité en 2017. Grand Corps Malade, Soprano et Abd Al Malik m'avaient bien inspirée inconsciemment finalement. Ensuite, j'ai réintroduit le chant par le gospel et puis le théâtre est arrivé. La méditation est entrée dans mon quotidien tous les matins depuis 2015 avec un rituel d'écriture que j'ai ajouté aussi. L'écriture me permet de mettre en forme mes idées, de laisser aller mes émotions, mon intérieur, de laisser couler mes inspirations, de poser mes objectifs et de me centrer pour ma journée. Je manquais d'ancrage, au-delà d'une pratique corporelle, l'art a été et reste une ressource centrale dans ma nouvelle vie pour asseoir cet ancrage. En effet, la pratique d'un art m'a permis et me permet de canaliser mes émotions, mon énergie et mes inspirations. Et tout cela m'a aidée à me reconnecter à mes émotions, à mon corps et à mon âme. Aujourd'hui j'écoute plus ma voix intérieure, mon corps, mes émotions et ainsi je m'écoute.

L'année 2015 a été riche en rebondissements. J'ai passé les tests WAIS, (Weschler Adult Intelligence Scale), test pour adultes pour détecter la douance et j'ai eu la confirmation que j'étais HPI (Haut Potentiel Intellectuel). Cela a été un soulagement car au fond de moi, je le savais. J'avais l'impression d'avoir enfin des réponses, d'être arrivée au sommet d'une montagne et que je pouvais enfin déposer mon sac à dos qui était lourd. J'en empruntais un de vide pour la descente car il n'y avait plus qu'à découvrir cette facette de moi que j'avais dissimulée pendant plus de 34 ans. Car un surdoué, un zèbre ou encore un Haut Potentiel Intellectuel ne se limite pas un QI (Quotient Intellectuel). J'ai appris que c'était une personne hypersensible aussi, qui avait besoin de sens pour comprendre, dont la valeur « justice » est importante pour elle et tant de choses que je découvre encore. Nous étions convenus cette même année avec mon premier psychiatre que je n'avais plus besoin de continuer les séances, ni les médicaments, ce qui fut une sacrée victoire. J'ai aussi quitté l'entreprise dans laquelle j'avais travaillé douze ans et demi et je me suis lancée dans l'entrepreneuriat la même année et j'ai arrêté de voir la deuxième psychiatre au même moment.

Lorsque l'on passe par la psychiatrie, on est marqué à vie par ce que l'on renvoie, par ce que la société nous renvoie et par ce que l'on a vécu à l'intérieur. En effet, pour faire un crédit pour l'achat d'une maison, pour x choses, ça nous suit. Je n'ai pas eu d'électrochocs ou n'ai pas été en chambre d'isolement heureusement, mais je pense aussi à eux, à elles lorsque j'écris ce témoignage. Aujourd'hui je parle aussi pour ceux qui sont dans un hôpital psychiatrique, ceux qui en sont sortis, ceux qui sont traumatisés, ceux qui n'ont pas supporté, pour les parents, l'entourage, pour ceux qui voient leur enfant ou parent décliner et s'affaisser.

Je parle aussi pour ceux qui se reconnaîtront à travers mon témoignage.

Onze ans après, j'affirme en ce qui me concerne que c'est mon âme qui est venue me réveiller et frapper à ma porte pour me ramener sur ma voie et à la vie, car j'étais morte à l'intérieur. C'est mon âme qui me guidait lorsque j'étais en mode survie à l'hôpital. En effet, ce n'est que des années plus tard que j'ai mis un nom sur les symptômes que j'avais eus durant ces deux montées en 2010 et 2012 : chaleur, vision modifiée, sens qui s'affinaient, une énergie qui décuplait et une reliance avec le tout. Durant ces deux événements, j'ai eu accès à la connaissance universelle. J'ai touché d'autres dimensions et je suis revenue avec une compréhension nouvelle des choses et de la vie et avec une perception différente. Je me suis éveillée à ma spiritualité de manière foudroyante et durant cet éveil ou ce réveil, j'ai eu une montée de Kundalini que je n'ai pas su gérer. Terme sanskrit qui désigne une puissante énergie spirituelle nichée à la base de la colonne vertébrale. J'étais endormie et cette expérience m'a permis de me réveiller, de déchirer le voile qui m'empêchait de voir et de me révéler à ma nouvelle vie. Celle que j'allais enfin choisir, mais cela je ne le savais pas sur le moment, je l'ai appris en chemin. Cette reconstruction m'a paru longue les premiers mois, mais lorsque je regarde en arrière, je me dis que le mot « long » est relatif. Cela a été pour moi une transition (transe-ition), un passage (pas-sage) vers un autre pan de vie plus éclairé. Du « moi », j'ai découvert le « Soi », le cœur de mon Être. Même si l'égo est toujours là, il a laissé place au cœur. Pour quelqu'un qui ne supporte pas l'enfermement, j'ai vécu l'enfermement à son sens premier, au sens le plus strict du terme, j'en suis sortie et j'en suis fière. De l'enfermement physique et mental dans lequel on s'englue à partir de croyances et de conditionnements à la liberté d'être, il n'y a qu'un pas lorsqu'on se penche, que l'on écoute et que l'on entend, le mal de l'Être au lieu du mal-être.

Je remercie la vie et mon âme que cette expérience me soit arrivée même si j'en garde des traces, car il y a certaines choses qui ne s'oublient pas mais qui s'apaisent. Cette épreuve de la vie, à travers cette rencontre d'âme que j'ai faite en 2010 m'a ramenée à l'essentiel, à mon essence, à mes sens, à la simplicité et à l'Être plutôt qu'au paraître. Une deuxième naissance avec plus de sens et dans tous les sens du terme. Cette expérience m'a fait prendre conscience qu'il fallait écouter plus son intuition. Elle m'a fait découvrir d'autres dimensions, ce qui n'est pas palpable à l'œil nu, mais que l'on ressent fortement et qui nous accompagne depuis toujours, l'invisible. Je me suis reconnectée au passage à des « dons du ciel » : à l'écriture, à la langue des anges aussi appelée la langue des oiseaux que j'incorpore dans mes écrits et à des capacités extra-sensorielles que je continue de faire grandir un peu plus chaque jour. Aujourd'hui je côtoie le visible et l'invisible et transpose le tout dans mes écrits. Des écrits inspirés, pansants et libérateurs au niveau de l'âme. Ce travail intérieur de connaissance de soi que j'ai accepté de mener en profondeur continue encore aujourd'hui, il est rentré dans ma philosophie de vie. Mettre en lumière mes zones sombres, accepter autant mes parts d'ombre et de lumière et enfin Être et le rayonner. Lorsque je n'arrive pas à délier moi-même ce qui m'encombre, je demande de l'aide. Cela peut être autant auprès d'un psychologue que d'un thérapeute spécialisé sur le plan émotionnel, énergétique ou corporel afin d'aborder cela de manière holistique, sur tous les pans de l'Être.

Après ces deux passages à vide et cet invisible que j'ai touché à deux reprises, tout s'est refermé avec l'usage des médicaments d'une part et d'autre part, j'ai fermé cette porte de l'invisible par peur. Puis petit à petit, j'ai rouvert cette porte sur ce chemin de reconstruction, pas à pas, je me suis réconciliée avec, jusqu'à vouloir ressentir à nouveau cette expérience d'unité que j'avais pu vivre à deux reprises. Ensuite, j'ai compris que plus je voudrais vivre encore cette expérience et moins j'y arriverais, alors j'ai lâché et par la suite, j'ai rouvert mes sens et petit à petit, j'ai renoué avec cet invisible qui m'accompagne aujourd'hui au quotidien.

À travers ce que j'ai vécu, c'est comme si la vie m'avait donné une seconde chance, une seconde vie et je me suis mise à son service. Aussi, tout ce que j'entreprends désormais dans ma vie, je le réalise d'abord pour servir le monde et ensuite cela rejaillit sur moi.

Je remercie particulièrement ma sœur, mes parents, mon ex-beau-frère, ma famille, mes amis et les personnes qui sont venues me voir à la clinique et qui ont pris soin de moi pendant et après. Merci à mon conjoint de ne pas avoir porté de jugement sur cet épisode de ma vie lorsqu'il m'a rencontrée, cela a facilité ma reconstruction aussi. Merci à la vie pour ce rendez-vous essentiel, essenCiel, divin, orchestré en 2010 qui a ouvert un nouveau chapitre dans ma vie.

Tout d'abord cela m'a reconnectée à la nature. Cette nature auprès de laquelle j'ai grandi, je l'avais oubliée et mise de côté et cela m'a reconnectée à ma nature, ce pour quoi je suis là sur Terre. Depuis 2010, j'ai entrepris une marche vers la liberté, une marche vers la guérison : la guérison des maux de l'âme. Professionnellement, une nouvelle voie s'est ouverte, celle de transmettre pour éveiller les cœurs et guérir les maux de l'âme avec les mots, tel est mon crédo pour apporter plus de lumière dans nos vies et sur Terre. Je transmets aujourd'hui ce que j'ai expérimenté, com-pris et ce qui passe à travers moi par des poèmes, des chansons, des spectacles, des pièces de théâtre et des conférences. J'anime des ateliers et des formations pour partager des outils pour accompagner cette marche. J'accompagne les pas-sages de vie (naissance, mariage, décès, anniversaire) par des textes inspirés et sur-mesure où telle une intermédiaire je réunis les cœurs et libère des non-dits. Je coupe le feu et je réalise des soins énergétiques pour apaiser des maux physiques. J'adresse un remerciement particulier au Pagè Punawa de la délégation Huni Kuin de la Terre indigène de Caucho qui est venu en France pour la première fois en avril 2018, à Genac au 11ème festival du chamanisme. En effet, nous avons eu une conversation ensemble qui a marqué un autre tournant dans ma vie et cette voie professionnelle qui s'ancre encore plus chaque jour en fait partie.

Aujourd'hui je vis ma vie que je crée sur-mesure, au fil de mes en-vies, de mes élans intérieurs, du cœur, de ce que la vie m'inspire et au fur et à mesure de mes morts et renaissances, ren-essence. Mourir à soi pour renaître, pour naître à nouveau, ainsi je réalise ma vie.

TABLE DES MATIERES

Chapitre 1 : ERRANCE   8

Chapitre 2 : DE-RECONNEXION   18

Chapitre 3 : ENFERMEMENT   33

Chapitre 4 : SORTIE   48

Chapitre 5 : FUITE   57

Chapitre 6 : RE-CHUTE   63

Chapitre 7 : RE-CONSTRUCTION   75

Chapitre 8 : NOUVELLE PAGE   87

REMERCIEMENTS

Je suis émue de voir ce livre se terminer. Il aura fallu plus de dix ans pour qu'il s'écrive, pour y apporter le fruit d'un cheminement qui continue jour après jour.

Il n'aurait pas pu voir le jour sans le soutien, l'aide, la bienveillance et l'amour durant cet épisode de ma vie de mes parents, ma sœur, mon ex-beau-frère, ma famille plus élargie, mes amis et mon entourage. Je vous remercie du fond de mon cœur d'avoir été présents quand j'en avais besoin et d'être toujours présents dans ma vie.

Je remercie également Frédéric SOURBIE, mon conjoint pour ses retours qui sont venus enrichir le témoignage, pour son écoute et sa disponibilité à toute épreuve. Et enfin et pas des moindres son soutien à tout point de vue durant l'écriture de ce témoignage.

Thérèse SANCHEZ, une amie, thérapeute holistique pour son regard avisé, ses conseils et pour la rédaction de la quatrième de couverture. Elle a su extraire et se saisir de l'essence de l'œuvre pour la mettre en lumière.

Sophie BOISSIER, ma correctrice attitrée. Elle a un œil de lynx et son travail est très professionnel. Disponible, à l'écoute et force de proposition, cela a été un régal de collaborer avec elle.

Jean-Paul ADA écrivain et poète pour son regard et ses corrections en amont et Grégory BONNET, sophrologue pour ses retours précieux.

Je remercie mes ancêtres, l'invisible, les peuples premiers du monde entier. Je tiens à remercier chaque personne que je croise sur mon chemin et qui m'amène à évoluer. Enfin, un grand merci à la vie.

Pour plus d'informations au sujet de l'auteur, Sonia SUAU:

www.soniasuau.com

suausonia@gmail.com

Crédit photo : Alain Le Coz photographe